# EMPLOI DES AGENTS PHYSIQUES

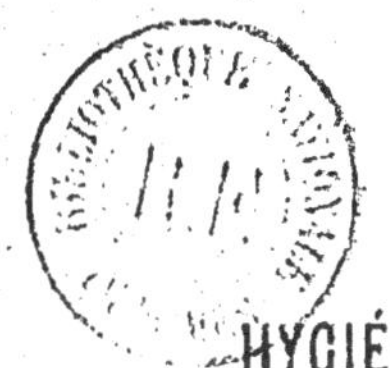

AU POINT DE VUE

## HYGIÉNIQUE & THÉRAPEUTIQUE

## à l'Institut marin de Rokroum (Roscoff)

PAR

M. LE DOCTEUR BAGOT

*De Saint-Pol-de-Léon*

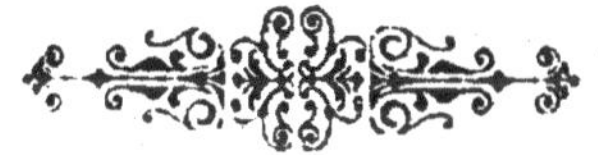

PARIS - AUTEUIL
IMPRIMERIE DES ORPHELINS - APPRENTIS
40 — RUE LA FONTAINE — 40

1900

# EMPLOI DES AGENTS PHYSIQUES

## *au point de vue hygiénique et thérapeutique*

### CONSIDÉRATIONS GÉNÉRALES

On connait depuis longtemps le rôle important que jouent chez l'homme l'entretien de la peau et l'activité physique dans la conservation de la santé et la guérison des maladies. Comme le disait Lallemand, la peau est un organe à la fois nerveux, vasculaire et respiratoire où le sang acquiert par l'air, par la lumière et la chaleur les qualités qui en font du véritable sang humain.

Chez les anciens, les bains, l'étuve, le massage, les exercices divers jouissaient d'une grande faveur et faisaient partie d'une hygiène bien entendue.

Les découvertes physiologiques modernes ont montré que le tégument externe est le régulateur des grandes fonctions organiques, et que ses relations avec nos principaux appareils (poumons, appareil digestif, foie, reins, etc.) sont multiples et incessantes.

Par suite l'hygiène et l'art de guérir ont restauré les coutumes anciennes en les basant sur une connaissance plus approfondie des rapports entre notre organisme et le milieu extérieur où il se trouve plongé, rapports qui ont lieu surtout par l'intermédiaire de la peau.

De là, spécialement en Allemagne, toute une série de pratiques appropriées à l'endurcissement du corps ainsi qu'à la cure des affections chroniques et utilisant dans ce but les agents physiques qui nous entourent, dont l'action est si puissante.

Les noms de Kneipp, Rikli, Œrtel, etc. sont bien connus même du public non médical. Ces hommes ont montré que, en mettant en œuvre ces forces diverses, en les appliquant méthodiquement dans le but de maintenir ou de rétablir l'équilibre de nos fonctions organiques, on arrivait à des résultats d'autant plus remarquables qu'on les obtenait d'une façon toute naturelle.

En France ces notions commencent à être appliquées quoique timidement encore. Sachant comment l'homme peut conserver sa santé grâce à l'emploi des agents physiques, on essaie d'en déduire les procédés pratiques pour la retrouver quand on l'a perdue.

L'influence du climat, du soleil, de l'aération continue, du mouvement ou du repos ; le canotage, le massage, la gymnastique médicale, l'hydrothérapie, l'électricité, le régime sont des armes puissantes entre les mains de celui qui sait les manier.

Cette petite brochure a pour but de faire connaître sans prétention, aux médecins ainsi qu'aux personnes du monde, bien portantes ou malades, les ressources multiples que l'on peut trouver à Roscoff tant au point de vue hygiénique que thérapeutique, et la façon dont on applique le traitement par les agents physiques à l'Institut marin de Rokroum.

## INSTITUT DE ROKROUM

Cet établissement s'élève à 300 mètres environ de Roscoff, au bord de la mer, dans un site ravissant inondé d'air et de lumière, à proximité d'un rocher à l'aspect sauvage qui lui donne son nom (Roc'h-Croum, rocher courbé ou bossu). Les baigneurs peuvent s'asseoir à l'ombre de ce roc et y jouir d'un magnifique panorama, surtout à mer haute. De part et d'autre se trouvent deux jolies grèves où la mer n'est jamais houleuse en été. C'est une sorte de lac marin abrité par les découpures de la côte et par l'île de Batz dans le lointain.

J'ai choisi avec intention cette situation unique qui permet l'aération continue et le séjour près de la plage quels que soient les vents régnants. Le va-et-vient des barques de pêche entre l'île de Batz et la côte contribue à rendre le paysage plus gai et plus animé.

L'établissement a été construit de telle façon que de tous côtés on y jouit de la vue de la mer et d'un air pur, imprégné de senteurs marines.

Les cabines sont spacieuses, bien aérées ; les appareils perfectionnés ; la distribution intérieure est telle qu'on peut éviter toute promiscuité entre les baigneurs. Les communications ménagées entre les différentes pièces permettent de subir successivement plusieurs procédés de traitement sans risquer des refroidissements. Enfin, tout a été, autant que possible, étudié dans ses plus petits détails avant d'être réalisé.

L'institut est pourvu d'eau de mer en quantité illimitée ; d'une provision d'eau douce suffisante pour les besoins ordinaires. Grâce aux divers appareils qu'il contient il peut répondre à des indications multiples que l'on peut ranger sous les chefs suivants :

I. — Bains simples { d'eau de mer,<br>d'eaux-mères,<br>d'eau douce et médicamenteux.

On peut y ajouter les bains de sable chaud et de goëmon.

II. — Douches diverses.

III. — Bains de sudation { de vapeur — d'air sec, thermo-résineux — aux essences diverses, gazeux, etc.

IV. — Inhalations, pulvérisations, etc.

V. — Massage et gymnastique { massage simple et vibratoire, massage sous l'eau, Douche massage de Vichy, gymnastique médicale suédoise.

VI. — Electricité.

## BAINS DE MER CHAUDS

Les bains de mer chauds ont des propriétés spéciales que l'on n'utilise pas assez. L'eau de mer est, en effet, très riche en sels divers. Elle contient des chlorures de sodium (25 à 30 gr. par litre), de magnésium (2 à 3 gr. par litre) et de potassium (0 gr. 60 centigr.) ; 2 à 3 gr. de sulfate ; du brôme et de l'iode en proportions notables, de la silice, etc. Il faut y ajouter une quantité considérable de matières organiques, animales et végétales (algues, animalcules, etc.), qui lui donnent un goût empyreumatique particulier, une odeur facilement reconnaissable, et qui l'empêchent de se conserver longtemps quand elle n'est pas incessamment renouvelée. La présence de ces matières organiques n'est pas indifférente dans la considération de ses vertus.

Ce n'est pas, en effet, la richesse en sels qui fait seule la puissance d'une eau minérale ; c'est son ensemble, ce composé chimique vivant qu'on ne peut réaliser artificiellement. Par suite, il est important de pouvoir puiser cette eau immédiatement et de l'utiliser sans transport au loin, de façon à lui conserver toutes ses qualités de *corps vivant.*

Si une eau aussi riche en sels et en produits organiques n'existait que dans une seule localité, cette ville aurait rapidement une réputation européenne. On dédaigne ce qu'on possède en abondance, et c'est souvent à tort.

Le traitement marin est une médication à larges effets, agissant sur l'organisme d'une façon lente, mais profonde. Sous son influence, les phénomènes de la nutrition sont activés, les forces renaissent, l'équilibre nerveux se rétablit, l'atonie et l'alanguissement disparaissent, l'appétit augmente. On voit même les affections locales s'améliorer, grâce à l'influence favorable qu'il exerce sur la santé générale.

Les bains de mer chauds, bien loin de débiliter comme les bains d'eau douce trop fréquemment répétés, possèdent une activité foncièrement assimilatrice et tonique chez les personnes nerveuses, affaiblies ou surmenées. Ils conviennent surtout aux anémiques, aux jeunes filles formées tardivement. On peut les utiliser avec avantage dans toutes les convalescences traînantes consécutives aux maladies graves, dans tous les cas où domine un état de dépression des forces générales ou nerveuses, dans les dyspepsies gastriques ou gastro intestinales anciennes, dans certaines névralgies tenaces (sciatique, etc.), dans le lymphatisme, la scrofule, les affections chroniques des os et des articulations (rhumatisme, goutte, etc.). Et tous ces résultats sont obtenus par des moyens naturels, sans surmener l'estomac par les drogues les plus variées.

Les enfants surtout tirent un parti merveilleux des bains de mer chauds, car chez eux l'eau froide est souvent mal supportée et d'un emploi dangereux. D'après le Dr J. Félix de Bruxelles, ces bains ont une action à la fois tonique, sédative et reconstituante chez les enfants débiles, nerveux, excitables. Ils produisent souvent un développement corporel plus rapide et plus normal. Enfin, ces bains généraux ou partiels ont une heureuse influence sur beaucoup de maladies des femmes.

Grâce à un dispositif ingénieux, on peut modifier la température de l'eau pendant le bain et même donner des bains à eau courante et à température constante, ce qui est un avantage précieux.

## BAINS D'EAUX MÈRES

Dans les marais salants, sous l'influence des rayons solaires pendant les chaleurs de l'été, l'eau de mer s'évapore, dépose le sel commun (sel gris) et dans les dernières cases ou œillets il reste un liquide nommé *eau mère* qui est ainsi une sorte d'extrait concentré d'eau de mer. De même dans les raffineries où ce sel gris est transformé en sel de table, l'évaporation laisse un résidu semblable. Cette eau mère est un liquide lourd, huileux, d'une odeur forte de plantes marines, d'une coloration brun rougeâtre, contenant dans d'énormes proportions tous les sels marins et, en outre, une quantité considérable de matières organiques.

Ces eaux mères salées peuvent être également obtenues par évaporation des diverses eaux chlorurées sordiques, françaises ou étrangères ; mais les eaux mères de provenance marine ont une minéralisation plus riche que la plupart des autres eaux mères.

Voici d'après le Dr Coudré qui a soigneusement étudié cette question, ce que contient 1 litre d'eaux mères marines :

| | |
|---|---|
| Chlorures de sodium et autres.................. | 331 gr. 19 |
| Autres sels (sulfates, bromures, iodures)....... | 23 gr. 659 |
| Silice, matières organiques.......... ....... | 3 gr. 22 |

c'est-à-dire environ 10 fois la richesse de l'eau de mer ordinaire. On a même pu pousser plus loin la concentration et obtenir sous le nom de sels de Thalassa un produit desséché, sorte de sel anhydre, qui contient par kilogramme :

| | |
|---|---|
| Chlorures divers........................ ...... | 790 gr. |
| Autres sels (sulfates, bromures, iodures)........ | 200 gr. |
| Silice, matières organiques, eau................. | 10 gr. |

Ces diverses analyses expliquent l'effet puissant que l'on obtient en ajoutant à l'eau de mer ces produits artificiels plus ou moins concentrés.

D'après le Dr Robin, le bain chloruré augmente d'autant plus les échanges azotés qu'il est plus fortement minéralisé. Au bout de quelques jours, les enfants eux-mêmes peuvent supporter des bains très concentrés (250 à 300 gr. de sels par litre), et les effets reconstituants et résolutifs sont en rapport avec la salure du bain.

Les effets des bains d'eaux mères peuvent se résumer ainsi : *Stimulation* puissante de la nutrition ; action *résolutive* remarquable, utilisée pour faire disparaitre les engorgements ganglionnaires et les affections chroniques du bas-ventre (diminution des inflammations chroniques et résorption des exsudats). Ces diverses propriétés entrainent les indications suivantes : Le lymphatisme et la scrofule sous toutes leurs formes, spécialement chez les enfants ; les adénoïdes ; les anémies diverses (convalescences trainantes, croissance, puberté) ; l'anémie des jeunes filles ou des jeunes femmes épuisées par des hémorrhagies incessantes (j'ai obtenu dans ces cas, des résultats rapides et remarquables par les bains d'eaux mères concentrés) ; affections chroniques de l'utérus (tumeurs fibreuses en particulier) qui réclament une médication à la fois altérante, résolutive et reconstituante ; engorgements viscéraux divers (foie, rate, reins) ; enfin tous les états de débilité relevant de l'atonie générale. Les bains d'eaux mères sont également utilisés dans toutes les associations du rhumatisme et du lymphatisme : synovites fougueuses, hydarthroses chroniques, etc.

L'excessive énergie des eaux mères permet au médecin de les doser suivant les cas, de les approprier aux susceptibilités individuelles et d'obtenir ainsi des effets différents.

## BAINS DIVERS

Aux personnes qui par suite d'une susceptibilité spéciale de la peau (tendance à l'urticaire, à l'eczéma) ne peuvent supporter les bains de mer, on peut prescrire des bains d'eau douce ou des bains médicamenteux (alcalins, sulfureux, etc.). Actuellement, dans la plupart des stations thermales françaises ou étrangères il est facile de se procurer sous forme concentrée les sels minéraux qui donnent à ces eaux leurs propriétés particulières, et en les ajoutant à l'eau en proportions définies, reproduire artificiellement les eaux thermales que l'on désire. J'ai pu donner ainsi à Rokroum des bains de Vichy, Plombières, etc. et obtenir dans bien des cas des résultats analogues à ceux que l'on obtiendrait en allant à ces eaux. C'est une ressource importante pour ceux qui ne peuvent entreprendre des voyages fatigants et coûteux, ou qui désirent continuer un traitement commencé aux stations thermales tout en faisant un séjour au bord de la mer avec leur famille.

## DOUCHES

Dans la douche la *température* et la force de *percussion* sont plus à considérer que la composition de l'eau employée. Mes appareils me permettent d'utiliser de l'eau douce ou de l'eau de mer à volonté. La pression est de 30 à 35 mètres ; mais elle peut être réduite à zéro par un jeu de robinets ; la température peut également varier instantanément à l'aide d'un excellent mélangeur. L'opérateur peut donc modifier à volonté : la composition de l'eau, la force de percussion, la température, la forme du jet, (lance, jet brisé, pluie, etc.) la durée de la douche, et l'on comprend combien en faisant varier ces divers éléments on peut obtenir des combinaisons multiples s'appliquant à des cas nombreux.

Sans entrer dans l'étude détaillée des effets de la douche, ce qui m'entraînerait trop loin, on peut établir qu'elle agit par des milliers de réflexes jusque dans l'intimité des tissus, stimulant l'assimilation lorsqu'elle est languissante, et ramenant l'équilibre dans les fonctions organiques troublées. C'est grâce à cette action généralisée à tout le composé humain que l'on s'explique les effets remarquables qu'elle produit dans la plupart des maladies chroniques. Presque toutes les affections anciennes en effet se rapprochent par un lien commun : sous l'influence des souffrances prolongées, de la solidarité qui unit tous nos appareils, toutes les grandes fonctions se sont troublées successivement, sont devenues atones et le malade tourne dans un cercle vicieux dont il ne peut plus sortir. La douche agit sur une surface considérable très riche en filets nerveux sensitifs et pourvue d'une circulation extrêmement développée. Par suite elle produit une perturbation nerveuse et circulatoire dans l'individu tout entier, atteignant les organes profonds et leurs fonctions, rompant l'habitude morbide créée par la maladie et permettant ainsi aux différents organes de revenir progressivement à leur état normal, d'après la tendance naturelle qu'ont toutes nos fonctions à reprendre leur équilibre naturel après une brusque perturbation (semblables au pendule qui revient toujours à la verticale quand on l'en écarte dans un sens ou dans l'autre). La douche a également une action puissante et bien connue sur la plupart des maladies nerveuses. En améliorant la nutrition elle améliore l'état nerveux.

Enfin elle est utile au point de vue hygiénique en maintenant cet équilibre harmonieux des fonctions organiques qui constitue la santé.

## BAINS DE SUDATION

*(vapeur, air chaud, aromatiques, etc.)*

M. Berthe, chef des services hydrothérapiques de Vichy, a inventé il y a quelques années un appareil très perfectionné. Le sujet est assis, à l'aise dans un meuble confortable. Il respire à l'air libre et, grâce à une sorte de mélangeur admirablement combiné on peut donner soit ensemble, soit séparément, des bains de vapeur, d'air chaud et sec, à la térébenthine, au pin Mugho, aux aromates divers ; enfin des bains gazeux à l'acide carbonique, à l'oxygène, etc.

Ajoutons que des ajutages particuliers permettent de donner des douches de vapeur locales, des douches pharyngiennes, de faire de l'inhalation, de la pulvérisation, etc. Cette simple énumération montre quels services peut rendre un appareil de ce genre. En combinant les éléments sus-énoncés, en modifiant à son gré la température et la durée du bain, le médecin peut obtenir une gamme d'effets très remarquables. Le sujet, ayant la tête hors du meuble, peut supporter sans inconvénients des températures très élevées (en moyenne 45 à 55°, pouvant aller à 70°.) Un système de robinets permet de graduer la température, de la maintenir plus élevée aux pieds qu'à la tête, de chauffer davantage telle ou telle partie du corps. Enfin une aération régulière entraine au dehors les produits volatils exhalés par le sujet pendant son bain par suite de l'abondance de la transpiration.

On connait l'importance des divers émonctoires dont le rôle est de débarrasser l'organisme de ses déchets, à mesure qu'ils se produisent. Par sa vaste étendue la peau est un organe d'élimination de premier ordre (sueurs, corps gras qu'elle excrète, etc.) ; par sa sensibilité si vive et son réseau sanguin si serré, elle subit toutes les influences du milieu extérieur et les transmet aux organes internes.

Son fonctionnement plus ou moins parfait a une influence sur tout l'organisme. Les poumons, les reins, l'intestin, obligés de suppléer à sa fonction lorsqu'elle est insuffisante, subissent le contre-coup de toutes ses altérations.

Inversement, en stimulant les fonctions sécrétoires de la peau, en activant sa circulation si étendue, on soulage les organes internes à deux points de vue : en leur laissant moins de déchets à éliminer et en diminuant leur engorgement circulatoire profond. On comprend par suite les bons effets de ces bains dans beaucoup d'affections chroniques : bronchites tenaces ; maladies anciennes des reins ou du foie avec insuffisance de sécrétion ; et dans la diathèse arthritique (rhumatisme, goutte, névralgies ou névrites avec paralysie légère, sciatique, etc.)

Par suite de la chaleur du bain le sang est appelé énergiquement à la peau ; il y a une congestion du tégument qui met la masse sanguine en contact plus immédiat avec les exutoires cutanés ; les capillaires du derme se débarrassent plus rapidement des déchets et absorbent plus complètement les substances médicamenteuses du milieu ambiant.

Si on réfléchit aux relations de la peau et des organes internes, à la toxicité des sueurs et à ses rapports avec la toxicité urinaire, le bain de sudation, en dehors de ses propriétés hygiéniques, devrait jouer un plus grand rôle dans la plupart des maladies chroniques (diabète, albuminurie, obésité, etc.)

Lorsqu'on fait suivre le bain de sudation d'un lavage à l'eau chaude savonneuse, avec ou sans massage, de façon à débarrasser complètement la peau des produits excrétés pendant le bain, puis d'une douche froide très courte, destinée à enlever l'excès de chaleur, à resserrer les capillaires et à tonifier tout l'organisme, le sujet éprouve une sensation de bien-être extraordinaire, sans fatigue consécutive. C'est le résultat qu'on recherche dans les bains appelés Hammam.

## BAINS THERMO-RÉSINEUX

*(Térébenthine. — Pin Mugho.)*

Ces bains permettent d'associer les vapeurs résineuses à l'air sec porté à une haute température.

Autrefois on plaçait les malades dans des fours chauffés avec des copeaux résineux ; mais ces salles communes avaient de graves inconvénients : *air vicié* respiré par tous les malades ; température excessive, la même pour tous, forçant à limiter la durée du bain. Le traitement des arthritiques et des urinaires par la médication résineuse doit réunir deux conditions : 1° atmosphère chargée de principes balsamiques souvent renouvelés, 2° température graduée suivant les circonstances.

L'appareil Berthe permet d'obtenir tous ces effets ; et même il rend possible l'inhalation, pendant le bain, des principes résineux vaporisés tout en maintenant la tête du patient libre à l'air extérieur.

Le Dr Chevandier (de la Drôme) qui a vulgarisé ce procédé de traitement utilise avec succès les bains thermo-résineux dans trois groupes de maladies : les affections rhumatismales ou goutteuses (arthrites diverses, douleurs à frigore, névralgies, gastralgies ou dyspepsies arthritiques) les catarrhes chroniques de la poitrine (bronchites tenaces) et des voies urinaires (pyélites, pyélo-néphrites, cystites). En effet, la médication thermo-résineuse active l'élimination de l'acide urique et accroît les phénomènes d'oxydation (d'où son influence sur l'arthritisme et sur les engorgements du foie) ; elle rétablit les fonctions de la peau, d'où son action favorable sur les affections des reins ; elle agit par une action topique et salutaire sur les muqueuses des bronches et des voies urinaires par lesquelles s'éliminent les principes balsamiques absorbés.

On peut, dans l'appareil, substituer aux substances résineuses tout autre produit volatil (essences diverses) et obtenir ainsi des effets différents.

## BAINS D'ACIDE CARBONIQUE

En adaptant à l'appareil Berthe un ballon de gaz on peut plonger le patient dans une atmosphère gazeuse chauffée à la température que l'on désire.

Le gaz carbonique agit énergiquement sur les systèmes vasculaires et nerveux ; il amène promptement la chaleur à la peau, rappelle les flux sanguins habituels supprimés et rend la transpiration plus abondante. On l'utilise surtout comme analgésique dans les douleurs articulaires ou erratiques, les névralgies, la sciatique, etc., que ces phénomènes soient ou non sous la dépendance d'un état goutteux ou du rhumatisme.

Durand-Fardel recommande les douches d'acide carbonique dans la pharyngite granuleuse. Les inhalations de ce gaz produisent des effets sédatifs très marqués surtout dans les accès d'asthme et même en dehors des accès.

## DOUCHES LOCALES DE VAPEUR

Elles sont utilisées au même titre que les douches locales de froid (à l'éther, au chlorure de méthyle, etc.) pour agir sur les névralgies et les douleurs nerveuses ou musculaires bien localisées. Elles sont ordinairement plus agréables et mieux supportées que les douches glacées, leurs effets sont aussi bons sinon supérieurs et plus durables.

L'activité de tous ces procédés de traitement est considérable ; aussi y a-t il de nombreuses contre-indications aux bains de sudation : par exemple certaines affections du cœur et du cerveau, les maladies de poitrine avancées, etc. On ne doit donc se soumettre à ces divers traitements qu'après avoir pris l'avis de son médecin.

## MASSAGE

Le massage ne doit pas être un pétrissage plus ou moins inconscient du corps humain. Pour être utile il doit être pratiqué scientifiquement, en tenant compte des particularités anatomiques et physiologiques des organes qu'on masse, du cours du sang, de la lymphe, etc.

Pouvant agir sur une surface très étendue et mettre en jeu le système musculaire tout entier, (qui par son volume représente à lui seul, d'après Sappey, le 2/5' du corps humain), pouvant produire des effets divers sur les nerfs et les vaisseaux des parties massées, et des effets réflexes ou éloignés importants, le massage permet d'obtenir des résultats différents suivant qu'il est local ou général, superficiel ou profond, suivant qu'il s'adresse aux muscles extérieurs ou aux organes internes enfin suivant qu'on le fait suivre ou non de mouvements actifs avec ou sans résistance.

Par un massage bien fait on réveille l'action des capillaires ; en imprimant une suractivité à la circulation périphérique on amène la décongestion des organes profonds. On rétablit la force des muscles atteints de faiblesse ou de paralysie et on ramène le fonctionnement des parties atteintes. De là l'utilité du massage dans la plupart des affections articulaires, musculaires ou nerveuses.

Je ne puis passer en revue les indications du massage, elles sont bien connues. Je dirai seulement un mot de trois variétés employées à l'Institut de Rokroum et peu répandues encore : le massage vibratoire, le massage sous l'eau et la douche-massage.

## MASSAGE VIBRATOIRE

Consiste en fines vibrations ou trémulations très rapides exécutées soit avec la main, soit avec un appareil (celui de Liedbeck, par exemple). Ces vibrations se transmettent profondément dans les tissus sous-jacents.

Leur action est extrêmement remarquable sur la fibre musculaire et sur le système nerveux et se traduit par des effets analgésiques et décontracturants. De là leur utilité dans tous les cas de névralgies, dans les gastralgies, les contractures musculaires douloureuses. En outre, sous l'influence de ces vibrations rapides appliquées aux organes internes, on observe une suractivité de la nutrition locale, l'augmentation des échanges vitaux et la résorption des exsudats.

Ce procédé de traitement est donc utile dans la plupart des engorgements des viscères abdominaux (intestin, foie, utérus). On l'associe avec grand avantage aux autres agents physiques.

## MASSAGE SOUS L'EAU

C'est le massage simple effectué dans un bain chaud. Le sujet est étendu dans la résolution la plus complète ; dans ces conditions la résistance musculaire est très atténuée, et j'ai pu constater à maintes reprises que l'on pouvait très facilement atteindre et masser ainsi les organes profonds alors que l'on y parvenait très difficilement chez le même sujet couché sur un canapé. Le massage du foie, de l'estomac, de l'intestin, du plexus solaire devient ainsi plus facile et plus efficace. Ce procédé est donc utile dans les engorgements viscéraux divers, la dilatation et l'atonie gastrique, la constipation chronique (engorgement cœcal, atonie du coude droit du colon, etc.) les maladies du cœur avec troubles de la circulation veineuse de l'abdomen et des membres inférieurs (action très favorable sur la circulation de la moitié inférieure du corps).

Le massage sous l'eau est également indiqué lorsque l'on veut obtenir des mouvements gradués dans une articulation immobilisée depuis longtemps et dans les contractures musculaires. L'action combinée du massage et de l'eau chaude est éminemment sédative.

En utilisant pour les bains des eaux médicamenteuses (eau de mer, eaux mères, alcalins, sulfureux, etc.) on ajoute à l'efficacité de ce traitement les propriétés spéciales du bain employé.

## DOUCHE-MASSAGE

Dans ce procédé au lieu d'associer le massage au bain chaud simple, on l'associe à la douche dont on peut varier la température et la force de percussion. Cette double action du massage et de la douche chaude produit de merveilleux effets dans le traitement du rhumatisme. Elle décape la peau, active la circulation cutanée et musculaire, stimule le mouvement vital, assouplit les muscles et les articulations. C'est un procédé de haute valeur chez tous les arthritiques. C'est l'emploi de la douche-massage qui a valu à Aix sa réputation pour la cure du rhumatisme bien plus que la composition de ses eaux. Mais dans cette station la méthode ancienne était fort primitive. Un aide arrosait avec un tuyau d'eau chaude le patient assis sur une chaise pendant que le masseur pétrissait tout le corps. L'opérateur et l'opéré occupaient une position très fatigante ; les parties du corps non arrosées se refroidissaient par évaporation de l'eau. A Vichy, M. Berthe a obvié d'une façon très heureuse aux inconvénients de cet excellent mode de traitement. Le patient est couché sur un pliant dans une baignoire. Au-dessus de lui, une rampe d'arrivée d'eau porte plusieurs pommes de douche à combinaisons multiples (pluie, jet, etc.), qui le couvrent d'une ondée d'eau chaude. Cette série de petites douches agit puissamment sur la sensibilité, la sécrétion et la circulation de la peau. La rampe peut s'abaisser, s'élever, s'allonger horizontalement etc., de façon à varier, suivant les indications, la force de percussion et les régions percutées. Le sujet étant dans le relâchement de tous les muscles, le masseur peut opérer un massage prolongé sans fatigue et combiner ainsi les effets du bain, de la douche et du massage.

Lorsque j'ai essayé sur moi-même, à Vichy, cet excellent appareil j'ai pu subir sans être incommodé une douche-massage chaude de près d'une demi-heure.

La douche-massage peut être utilisée dans les mêmes cas que le massage dans un bain, mais elle est plus excitante par suite des effets de la percussion. D'après le Dr Brûlard de Dijon, l'eau chaude ainsi lancée débarrasse mieux la peau de ses impuretés, elle congestionne activement les téguments, ce qui a une grande importance chez le goutteux, surtout quand le rein fonctionne mal. Le massage ajoute ses effets à ceux de l'eau chaude.

Dans le traitement du *rhumatisme* et de la *goutte*, dit encore le Dr Brûlard, pour s'adapter à toutes les formes, il faut pouvoir disposer des procédés suivants :

1° Bains minéraux chauds (les bains de mer sont excellents sous ce rapport) ;

2° Douches chaudes ;

3° Massages sous l'eau chaude ;

4° Bains de vapeur humide ou de chaleur sèche ;

5° Bains de vapeurs résineuses ou médicamenteuses ;

6° Bains de gaz carbonique.

Grâce à notre outillage spécial nous sommes en mesure de répondre à tous ces desiderata.

Outre le rhumatisme et la goutte, ces divers procédés permettent d'obtenir d'excellents résultats dans les maladies par ralentissement de la nutrition : diabète, lithiase biliaire, engorgements du foie, gravelle urique, obésité, etc.

## GYMNASTIQUE MÉDICALE SUÉDOISE

Parmi les jeunes sujets qui viennent au bord de la mer pour leur santé, beaucoup présentent un développement corporel défectueux, à la fois cause et effet de leur mauvais état général. La poitrine est étroite, enfoncée, le dos voûté, d'où ventilation pulmonaire moins active et persistance d'un état anémique par oxydation insuffisante du sang ; d'autres fois on observe des déviations de la colonne vertébrale ou des membres. La gymnastique médicale a pour but de combattre ces défauts divers et de produire le développement harmonieux du corps humain à l'aide de mouvements dont la forme, l'amplitude, le degré d'énergie sont adaptés à chaque cas et à la résistance de chaque sujet. De l'avis de tous les hommes compétents, cette gymnastique médicale donne des résultats bien meilleurs au bord de la mer que partout ailleurs. J'ai donc réservé une salle où les jeunes sujets pourront, à l'aide d'appareils fort simples, faire des exercices méthodiques visant à développer la poitrine, à combattre les déviations de la colonne vertébrale, les raideurs articulaires et musculaires, etc. On apprend aux enfants et aux familles une série de mouvements simples, faciles à improviser à l'aide des meubles usuels et appropriés à chaque cas. Il ne faut pas croire en effet qu'il suffise de trois semaines ou un mois pour obtenir une guérison définitive. De retour dans leurs foyers les jeunes malades devront continuer longtemps ces exercices jusqu'à ce que la croissance et l'augmentation de solidité des os aient fixé pour toujours le résultat acquis.

La gymnastique médicale permet également d'améliorer beaucoup de maladies chroniques. C'est ainsi que, en combinant le massage à une gymnastique prudente et aux bains chlorurés sodiques on obtient des résultats remarquables dans certaines affections valvulaires du cœur mal compensées.

# GRAPHIQUE DES TEMPÉRATURES DE ROSCOFF

*(5 m/m par degré.)*

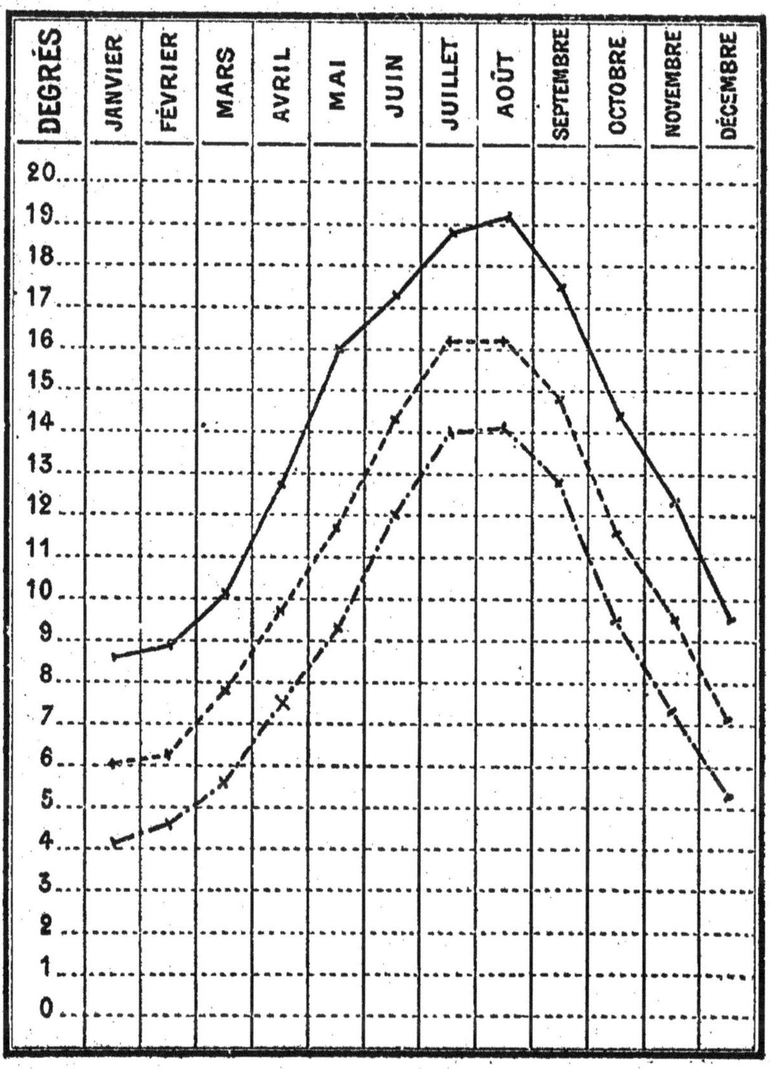

| DEGRÉS | JANVIER | FÉVRIER | MARS | AVRIL | MAI | JUIN | JUILLET | AOÛT | SEPTEMBRE | OCTOBRE | NOVEMBRE | DÉCEMBRE |
|---|---|---|---|---|---|---|---|---|---|---|---|---|
| 20 | | | | | | | | | | | | |
| 19 | | | | | | | | | | | | |
| 18 | | | | | | | | | | | | |
| 17 | | | | | | | | | | | | |
| 16 | | | | | | | | | | | | |
| 15 | | | | | | | | | | | | |
| 14 | | | | | | | | | | | | |
| 13 | | | | | | | | | | | | |
| 12 | | | | | | | | | | | | |
| 11 | | | | | | | | | | | | |
| 10 | | | | | | | | | | | | |
| 9 | | | | | | | | | | | | |
| 8 | | | | | | | | | | | | |
| 7 | | | | | | | | | | | | |
| 6 | | | | | | | | | | | | |
| 5 | | | | | | | | | | | | |
| 4 | | | | | | | | | | | | |
| 3 | | | | | | | | | | | | |
| 2 | | | | | | | | | | | | |
| 1 | | | | | | | | | | | | |
| 0 | | | | | | | | | | | | |

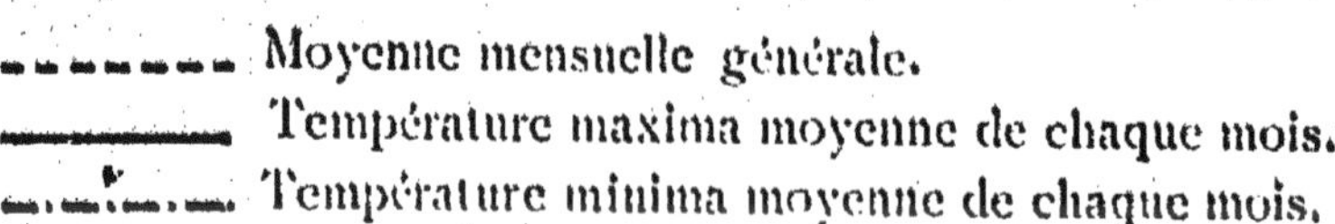
Moyenne mensuelle générale.
Température maxima moyenne de chaque mois.
Température minima moyenne de chaque mois.

## ELECTRICITÉ

Je ne m'étendrai pas sur cette questio . Tout le monde connait aujourd'hui les bienfaits de l'électricité dans le traitement de diverses affections nerveuses et musculaires (névralgies, paralysies, atrophie des muscles, etc.) Cet agent est susceptible d'applications nombreuses et je l'emploie souvent comme adjuvant des autres modes de traitement.

## CLIMAT DE ROSCOFF

A toutes les ressources énumérées jusqu'ici il faut joindre les avantages du séjour au bord de la mer et l'action du climat si tempéré de Roscoff, action d'autant plus efficace qu'elle est permanente. J'ai publié récemment une petite étude de climatologie, basée sur une expérience de 11 années et sur les chiffres météorologique, du laboratoire de zoologie de Roscoff. J'ai montré que l'influence du Gulf-Stream et l'abri naturel fourni par l'ile de Batz procurent à ce point de la côte d'immenses avantages. La température est remarquablement constante, très agréable du 15 mai à la fin d'octobre ; elle permet l'aération continue même l'hiver (à condition de s'abriter du vent) ; elle est très douce pendant toute l'année, exempte de grands froids l'hiver et de fortes chaleurs l'été ; assez tempérée pour stimuler tous les grands appareils sans les épuiser par des efforts d'acclimatement.

Le tableau ci-joint représentant la moyenne de 10 années (1889-1899) montrera d'un coup d'œil dans quelles faibles limites se meut la température annuelle (les extrêmes n'étant séparés que par 10 degrés).

La présence d'un air pur, vivifiant, imprégné de senteurs marines, constamment renouvelé par la brise ; la possibilité de sortir à toute heure pendant 5 ou 6 mois de l'année sans avoir à craindre un soleil trop ardent ou un froid trop subit ; la pression barométrique élevée font de cette petite ville bretonne une station exceptionnellement douée au point de vue climatérique. Ce climat stimulant sans être excitant agit d'une façon constante dans le même sens que l'hydrothérapie marine pour relever les constitutions délabrées et améliorer beaucoup d'états chroniques (affections des voies respiratoires sauf la tuberculose pulmonaire avancée, dyspepsies anciennes, certaines affections du cœur, du foie, et de l'utérus, etc.) Enfin, point qui n'est pas à dédaigner, on se procure facilement à Roscoff tous les éléments d'un régime varié et approprié à l'estomac de chacun (tout le monde connait la réputation des légumes de Roscoff).

On peut donc, dans cette petite ville maritime, trouver aujourd'hui le traitement le plus complet et le plus efficace en faisant appel aux seuls agents physiques et à leur action remarquable sur notre organisme tout entier.

*Roscoff, 1er janvier 1900.*

*Nota.* — L'institut de Rokroum est ouvert à partir du 1er juin (au plus tard) jusqu'en octobre. Les malades qui désirent suivre un traitement ont avantage à prendre un abonnement au mois ou à la quinzaine qui leur donne droit aux soins médicaux et à toutes les ressources de l'établissement. Ces abonnements se font à des prix modérés.

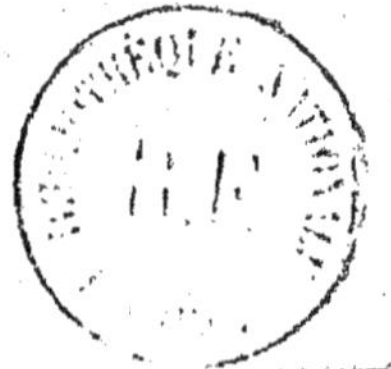

Imprimerie des Orphelins-Apprentis d'Auteuil, D. Fontaine, 40, rue La Fontaine, Paris.

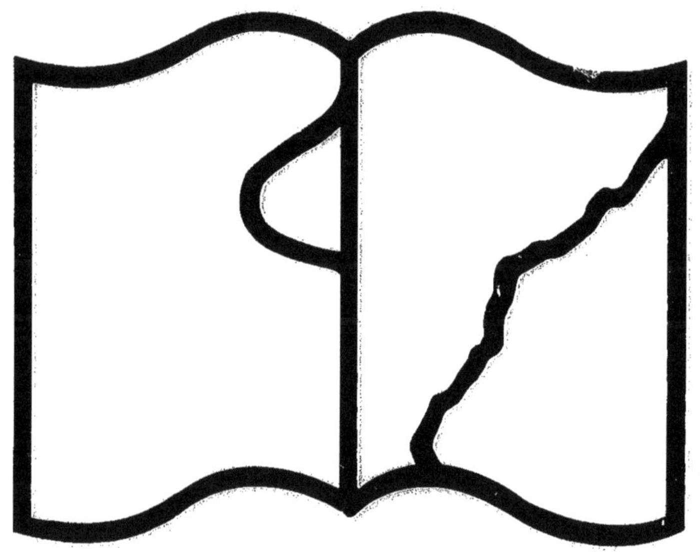

Texte détérioré — reliure défectueuse

**NF Z 43**-120-11